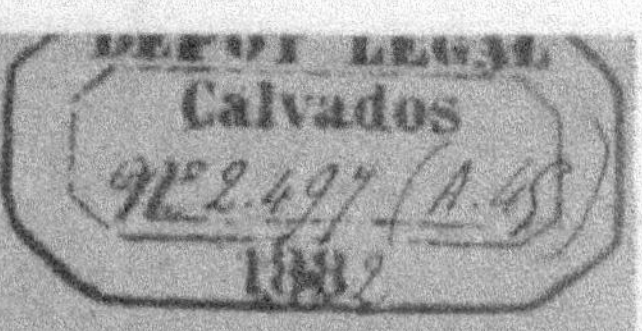

DE
L'EXPERTISE TOXICOLOGIQUE

DEVANT LES TRIBUNAUX

PAR H. PIHIER

PHARMACIEN DE 1ʳᵉ CLASSE

ESSAYEUR DU COMMERCE

PROFESSEUR A L'ÉCOLE DE MÉDECINE ET DE PHARMACIE DE CAEN

Mémoire couronné (2ᵉ prix) au concours ouvert, en 1879-1880, par la Pharmacie centrale de France, au nom de M. Germain, d'Is-sur-Tille.

> Ut quimus, aiunt, quando ut volumus non licet.
> (TÉRENCE.)
>
> Tout coupable d'empoisonnement sera puni de mort.
> (Code pénal, art. 302.)

CAEN

TYP. F. LE BLANC-HARDEL, LIBRAIRE

RUE FROIDE, 2 ET 4

1882

DE
L'EXPERTISE TOXICOLOGIQUE
DEVANT LES TRIBUNAUX

PAR H. PIHIER

PHARMACIEN DE 1re CLASSE

ESSAYEUR DU COMMERCE

PROFESSEUR A L'ÉCOLE DE MÉDECINE ET DE PHARMACIE DE CAEN

---

*Mémoire couronné (2e prix) au concours ouvert, en 1879-1880,
par la Pharmacie centrale de France, au nom de M. Germain,
d'Is-sur-Tille.*

Ut quimus, aiunt, quando ut volumus
non licet.   (TÉRENCE.)

Tout coupable d'empoisonnement sera
puni de mort.

(Code pénal, art. 302.)

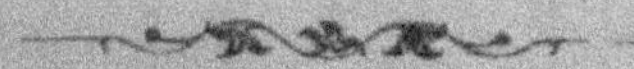

CAEN

TYP. F. LE BLANC-HARDEL, LIBRAIRE

RUE FROIDE, 2 ET 4

—

1882

DE

L'EXPERTISE TOXICOLOGIQUE

DEVANT LES TRIBUNAUX

PRÉAMBULE

Le 14 août de l'année dernière (1878), à la fin de la *séance* publique *des intérêts professionnels* qui fait suite, conformément aux usages hospitaliers de la Pharmacie Centrale de France, à la séance spéciale aux sociétaires, le savant et regretté directeur, M. Dorvault, prit la parole pour proposer la question du prix à décerner, en 1879, au nom d'un généreux donateur, M. Germain, d'Is-sur-Tille (1).

De ces questions, au nombre de trois, je ne me propose de traiter que la première, qui fait le titre de ce

---

(1) La mort de M. Dorvault fit remettre ce concours à l'année 1880. Ce fut seulement à l'assemblée des Sociétaires de la Pharmacie Centrale, qui se tint à Paris, le 1er avril 1880, que fut présenté le rapport sur le concours Germain.

mémoire, et à laquelle de récents (1) et retentissants débats de cour d'assises ont donné une actualité qui, après un an et plus, n'est pas encore épuisée, puisque les réformes dont ils ont si puissamment contribué à provoquer l'étude ne sont pas assez mûries pour affronter la discussion devant le Parlement.

Cette lenteur dans l'élaboration de réformes que l'opinion publique réclame énergiquement n'a rien d'ailleurs qui doive surprendre ; car c'est une tâche ardue que de mettre notre législation criminelle en harmonie avec les vrais principes de la justice et les exigences du progrès ; et les abus de la détention préventive, les excès de pouvoir de magistrats entraînés par un zèle aveugle, la révélation d'erreurs judiciaires quelquefois irréparables, les redoutables incertitudes nées d'une organisation vicieuse des expertises médicales, tout un concours de preuves accablantes est venu démontrer, dans ces dernières années, l'impérieuse urgence d'une révision *complète*.

Les *expertises toxicologiques* qui apportent à l'instruction préparatoire comme aux débats définitifs devant le jury, l'élément d'information le plus important, le moyen d'appréciation le plus précieux, quand il s'agit d'un des crimes qui inspirent à bon droit le plus d'horreur et dont la société a le plus d'intérêt à se garantir, ne sont pas réglementées par des dispositions plus heureuses, et leur application donne lieu parfois à des résultats déplorables : témoin, pour ne citer que des faits présents à toutes les mémoires, les procès à jamais célèbres dans les annales judiciaires et scientifiques, de

______

(1) Ceci était écrit en 1879, après les procès Moreau, Lerondeau et Danval.

Moreau, l'herboriste de St-Denis, victime peut-être d'une erreur de la science ; de la femme Lerondeau, qui faillit subir le même sort ; enfin du pharmacien Danval, dont la culpabilité reste problématique, en dépit des fétichistes de la chose jugée.

Ce n'est pas seulement dans les actions criminelles qui ont pour objet la répression du crime d'*empoisonnement* ou de la *tentative* de ce crime, que la justice a recours aux lumières de la chimie ; mais c'est assurément dans cette circonstance que le rôle du chimiste-expert est le plus élevé, le plus important, le plus difficile, qu'il engage surtout sa responsabilité morale et sa conscience, puisque souvent il dispose pour ainsi dire de la vie de l'accusé. — Si la substance employée dans un but criminel, bien que nocive et capable de porter à la santé une atteinte plus ou moins grave, n'est pas de nature à donner la mort, l'empoisonnement est pour ainsi dire imparfait, et, juridiquement, rentre dans la catégorie des *coups et blessures*, crime puni de peines naturellement beaucoup moins sévères. — Enfin, qu'il ait eu pour résultat la mort de la victime ou seulement l'altération de sa santé, l'empoisonnement peut s'être accompli sans la volonté de son auteur, mais par sa faute, erreur ou négligence, et constituer le délit d'*homicide* ou de *coups et blessures par imprudence*. — En dehors de ces cas, l'empoisonnement ne saurait tomber sous le coup d'aucune loi pénale, qu'il soit le résultat d'un *accident* fortuit ou l'un des moyens du *suicide*.

Avec MM. Briand et Chaudé, on peut définir l'*empoisonnement :* « La cessation de la vie ou tout au moins « l'altération de la santé sous l'influence d'agents « délétères introduits dans l'économie. » Mais on remarquera que cette définition, toute physiologique, s'applique au sens vulgaire du mot et non à son acception juridique qui est beaucoup plus restreinte (1).

On appelle *poisons* toutes les *substances qui, en raison de leur nature, et indépendamment de leur forme actuelle, sont capables de produire ces effets;* et cette notion est conforme à l'acception commune, et j'ose dire française du mot poison.

Néanmoins, persuadé avec le Dr Galippe que la précision du langage scientifique s'accommode mal de termes si généraux, et suivant en cela l'exemple du législateur, nous limiterons la dénomination de *poisons* aux *substances capables de donner la mort*, c'est-à-dire *de servir d'instrument au crime d'empoisonnement;* les mots de substances *toxiques* et d'*intoxication* s'appliqueront aux substances et aux faits qui ne sont pas spécifiés comme poisons ou empoisonnements; enfin, sous le nom de *substances vénéneuses*, nous réunirons en un terme général nos poisons et nos substances toxiques; malheureusement nous manquerons d'un terme général correspondant qui réunirait les idées d'empoisonnement et d'intoxication, et, devant la difficulté de créer un néologisme acceptable, nous nous bornerons à employer une périphrase lorsque nous le jugerons nécessaire. Ces distinctions, toutes subtiles qu'elles paraissent au premier abord, se trouvent justifiées par la précision qu'elles permettent d'introduire

(1) Est qualifié *empoisonnement* tout attentat à la vie d'une personne par l'effet de substances qui peuvent donner la mort plus ou moins promptement, de quelque manière que ces substances aient été employées et quelles qu'en aient été les suites (Code pénal, art. 301).

dans le langage et les confusions qu'elles évitent. Le tableau suivant est destiné à établir, en les résumant, les corrélations que nous établissons entre ces différents termes.

NATURE DU FAIT.	QUALITÉ DE LA SUBSTANCE VÉNÉNEUSE.	RÉSULTAT PHYSIOLOGIQUE.	QUALIFICATION JURIDIQUE.
Empoisonnement.	Poison.	Mort.	Empoisonnement.
	»	Maladie ou nul.	Tentative.
	Toxique.	Maladie.	Coups et blessures.
	»	Nul.	Tentative.
Intoxication. . . .	Poison.	Mort.	Homicide par impr.
	— ou toxique.	Maladie.	Coups et blessures.
	Poison.	Mort.	Suicide.
	— ou toxique.	— ou maladie.	Accident.

Quant à la tâche de l'expert-chimiste lorsqu'il est appelé à donner son opinion dans les questions, souvent soumises aux tribunaux, de falsification de matières alimentaires ou médicamenteuses, de valeur réelle de matières commerciales, de contestations sur la valeur ou la nouveauté de procédés décrits dans les brevets, d'établissement d'usines ou d'exploitations insalubres, etc.; à examiner des écritures suspectées d'altérations ou de falsifications, des pièces de monnaie fausses ou supposées telles, des armes à feu ou des matières explosibles, des taches de sang, sperme, méconium ou de nature inconnue, on ne saurait lui appliquer l'adjectif toxicologique qui fait partie du titre de ce mémoire.

Je ne parlerai donc dans ce travail que des *expertises* vraiment *toxicologiques*, c'est-à-dire de celles qui *ont pour objet la recherche des substances vénéneuses et des circonstances constitutives des crimes ou délits qui en supposent l'emploi.* Néanmoins, presque tout ce que je dirai pourra s'appliquer aux cas précédemment énoncés, bien que je ne les doive point avoir en vue.

Ainsi délimité le champ où s'étendent ses recherches, j'essaierai d'établir les règles qui doivent rendre le rôle de l'expert-toxicologiste le plus efficacement protecteur des intérêts de la société et en même temps de l'accusé ; résultat qui ne saurait être atteint complètement qu'en supprimant toute possibilité d'erreur ; desideratum malheureusement impossible à réaliser, car l'homme est toujours faillible, quel que soit le rôle qu'il joue dans la société, et la science elle-même avoue volontiers ses défaillances. C'est à prévenir les unes et les autres que tendront les règles que je vais établir et qui seront tirées de deux ordres de considérations : les unes scientifiques, les autres juridiques.

I.

CONSIDÉRATIONS ET RÈGLES SCIENTIFIQUES.

Je ne saurais prétendre indiquer ici au pharmacien ou au chimiste qui a été désigné comme expert pour faire une recherche toxicologique et qui a accepté cette mission, les expériences qu'il doit instituer, la marche qu'il doit suivre pour arriver, dans chaque cas particulier, à la solution des questions qui lui sont posées ou qui se dressent devant lui au cours de ses travaux : ce serait entreprendre un traité de toxicologie (1). Je me bornerai à énoncer quelques principes généraux qui doivent toujours être présents à son esprit et dont il ne doit en aucun cas se départir.

Tout d'abord, et avant de procéder à aucun essai, il doit, si les substances à examiner ne lui ont pas été remises en mains propres, s'assurer de l'intégrité des cachets, de l'exactitude des étiquettes apposées sur les vases ou enveloppes qui les renferment, et ce dans le plus bref délai. Cette constatation sera consignée dans le rapport.

Si les matières suspectes sont de natures différentes comme des aliments, des produits de selles ou de vomissements, des contenus d'estomac ou d'intestins, des produits d'excrétion : urine, salive, etc., des linges imbibés de sueur ou de liquides quelconques, des organes ou de leurs portions, des objets de nature diverses : ustensiles, armes, vêtements, carreaux, débris de parquet, etc., il prendra soin de ne pas les mélanger ou confondre, si cela n'a pas été fait d'avance, chacune devant être examinée séparément. — S'il assiste lui-même à l'autopsie ou à la perquisition, ce qui arrive

(1) La *toxicologie* est la science des substances vénéneuses ; elle comporte l'étude de leurs propriétés physiques, chimiques et physiologiques, et spécialement de leurs effets sur l'organisme humain ; des moyens propres à combattre ses effets ; de leur recherche et de leur dosage dans les matières qui en contiennent.

rarement, il fera mettre sous les scellés tous les objets, substances ou organes qu'il jugera convenable, guidé par des connaissances toxicologiques étendues (1) et les renseignements qui lui sont fournis par l'enquête sommaire.

L'analyse chimique doit toujours être précédée d'une inspection attentive et minutieuse des matières suspectes pour laquelle l'emploi de la loupe peut être fort utile.

S'il n'existe pas d'indices sur la nature de la substance vénéneuse, l'examen chimique doit être conduit de manière à la mettre en évidence, quelle qu'elle soit.

Si, au contraire, l'inspection préalable, l'enquête sommaire ou les renseignements qu'il se sera procurés donnent à l'expert une indication précise, il devra en prendre bonne note et diriger ses travaux dans le sens qui lui sera indiqué ; mais il se gardera de se faire une opinion préconçue qui pourrait l'égarer dans la recherche de la vérité, et, prévoyant le cas où ces indices seraient erronés, il se réservera le moyen de changer à l'occasion la direction de ses travaux.

Pour cela il n'agira que sur une portion des matériaux qu'il possède ; il en sera économe et ne s'en dessaisira qu'après avoir épuisé dessus tous les moyens d'investigation. Il fera en sorte qu'il lui en reste encore

(1) Il se rappellera notamment : 1° que l'*absorption* peut s'être effectuée par différentes voies : stomacale, rectale, pulmonaire et cutanée ; — 2° que l'*élimination* se fait par les mêmes voies et par les sécrétions rénales, salivaires, etc., dont il ne négligera pas de recueillir les produits ; — 3° enfin, que certains organes : foie, reins, cerveau, etc., *accumulent* certains poisons et présentent, par cela même, une importance particulière.

une partie notable après toutes ses expériences faites,
dans le but de faciliter un contrôle qui peut être nécessaire dans le cas où on contesterait ses conclusions.

Si la justice pose à l'expert une question déterminée,
par exemple la recherche de l'arsenic, son travail en
sera beaucoup simplifié ; il dirigera immédiatement ses
recherches dans ce sens et s'en tiendra ordinairement
là, ne sortant de la question que s'il y est naturellement
amené par le résultat de ses opérations.

L'expertise doit être faite exclusivement par l'expert
qui s'en est chargé et qui doit surveiller lui-même
toutes les opérations qui se présentent. Comment sans
cela être sûr du résultat ? Comment oser en prendre
la responsabilité ? On ne saurait trop condamner la
pratique de certains pharmaciens de province qui,
après avoir accepté une expertise et n'ayant point les
moyens de la mener à bien, la font faire dans quelque
laboratoire soit de Paris, soit d'une grande ville, et
signent seulement le rapport qu'ils n'ont pas même
rédigé. Cette manière d'agir, à peine excusable lorsqu'il s'agit d'un simple renseignement à fournir, tire
une gravité exceptionnelle de ces circonstances que
l'expert a prêté un serment qui l'engage à toute autre
chose et que le document a une incontestable importance. Mais il ne faut pas comprendre dans le même
blâme l'expert qui ferait contrôler par un autre chimiste les conclusions auxquelles il est arrivé, pourvu
qu'il se souvienne que ce contrôle, utile sans doute
pour la tranquillité de sa conscience, n'a aucune
valeur juridique, puisqu'il émane d'une personne qui
n'a point prêté serment.

En conséquence, personne ne doit pénétrer dans

le local où se fait l'expertise, hormis les aides indispensables ; encore aura-t-on soin de les choisir intelligents et, s'il se peut, expérimentés, bien que l'on n'en doive requérir que des services matériels. Cette règle doit être appliquée d'une manière plus rigoureuse encore en l'absence de l'expert : à cette fin le local où il travaille sera fermé, chaque fois qu'il le quitte, de telle façon qu'il ait la certitude que personne n'y peut entrer. Si, pendant son absence, la présence d'un aide est nécessaire pour surveiller ou entretenir des opérations en marche, on ne confiera ce soin qu'à un homme intelligent et de confiance.

Les ustensiles et appareils employés doivent être ou neufs ou parfaitement propres : l'expert s'assurera lui-même que cette condition est remplie. Il s'assurera également de la pureté des réactifs avant de les employer et, au besoin, il les purifiera lui-même.

Un excellent moyen de vérification et de contrôle consiste à opérer comparativement sur les substances à essayer et sur d'autres analogues où l'on aura à l'avance introduit un peu de la substance vénéneuse que l'on recherche. On fera, autant que possible, les deux opérations parallèles dans des locaux séparés ou au moins sous des hottes distinctes, ou bien on les fera successivement ; on préviendra toute confusion par un étiquetage scrupuleux. Souvent on prendra avec avantage un deuxième point de comparaison dans une troisième opération que l'on fera *à blanc*, c'est-à-dire avec des matières certainement indemnes de toute substance vénéneuse.

Si la multiplicité ou la longueur des opérations ne permettent pas de les mener à bien dans le temps dont on dispose, on se fera adjoindre un collaborateur qui prêtera serment et pourra dès lors, sans inconvénient, apporter un concours actif.

Avant de procéder à aucune expérience, l'expert doit, s'il manque de pratique, se livrer à l'étude spéciale des questions qui lui sont soumises, se bien pénétrer des ressources que la science met à sa disposition et des procédés classiques et surtout se défier de ses propres inspirations : on n'imagine pas aisément une bonne méthode, une disposition d'appareil avantageuse, si l'on n'est pas un praticien consommé, rompu à la pratique du laboratoire.

Dans le cours de son expertise, il ne doit apprendre rien de nouveau ; non pas que l'usage des livres lui soit dès lors interdit ! mais il n'y doit chercher que ces mille détails dont la mémoire la plus heureuse ne saurait se charger, et non une direction de tous les instants pour la conduite de ses opérations, dont la suite doit être dès le début coordonnée dans son esprit en un plan d'ensemble.

L'expert ne doit jamais se prononcer sans que sa conviction soit entière ; s'il conçoit un doute, il doit ou l'exprimer ou demander qu'un autre expert lui soit adjoint : ce qu'il pourra toujours faire sans sacrifier son amour-propre, en alléguant la longueur et la difficulté de ses travaux.

Si l'on parvient à isoler ou à caractériser une substance vénéneuse, on aura recours au plus grand nombre possible d'essais confirmatifs (1), en choisissant les plus démonstratifs.

____

(1) On n'oubliera pas les ressources que peuvent apporter à la chimie les sciences physiques (dialyse, microscope, spectroscope,

Le plus souvent on pourra réserver, pour être jointes au rapport, des preuves matérielles, c'est-à-dire des préparations par lesquelles le juge est capable de reconnaître la présence et la nature de la substance vénéneuse, et qui seront jointes aux autres pièces à conviction : c'est une précaution qu'il ne faut jamais négliger.

La question de quantité étant le plus souvent presque impossible et inutile à résoudre, on ne l'abordera que dans les cas où elle serait nettement posée ; encore fera-t-on, à cet égard, toutes les réserves que l'on croira de son devoir.

La marche des opérations et leurs résultats seront notés de point en point, en se gardant bien d'altérer, si légèrement que ce soit, la vérité soit pour ajouter, soit pour embellir. Ces notes serviront de base à la rédaction du rapport, pour laquelle on se conformera aux modèles que l'on trouve dans les ouvrages classiques. On y décrira avec soin et de façon à en donner une idée exacte aux lecteurs, généralement peu compétents, auxquels il est destiné, les propriétés des substances, et la description de la marche analytique sera d'autant meilleure qu'elle sera plus détaillée. On indiquera avec le même soin les précautions que l'on a prises pour éviter les erreurs ; on relatera, par exemple, que les cachets étaient intacts, que personne n'a pénétré dans le laboratoire, comment on s'est assuré de la propreté

polarimètre) et les sciences naturelles, surtout la physiologie. Il est même parfois tout à fait indispensable de recourir aux modes d'expérimentation qu'elles fournissent, surtout dans certaines expertises non toxicologiques : examen des taches de sang, de sperme, etc.

des vases et de la pureté des réactifs, ou comment on les a purifiés, enfin, les essais comparatifs que l'on a faits simultanément ou successivement. Les conclusions seront présentées sous une forme nette et précise et devront se borner à répondre catégoriquement à toutes les questions adressées. Si cependant une circonstance qui lui paraît avoir de l'importance pour la cause venait à le frapper, l'expert devrait la noter, quand même elle ne rentrerait pas dans ces questions : l'obligation lui en est tracée par le serment qu'il prête de remplir avec honneur et conscience la mission qui lui est confiée.

Si l'expert est bien pénétré de ces principes et s'il en a fait la règle de sa conduite, les conclusions de son rapport atteindront le plus haut degré de certitude dont elles soient susceptibles; et il aura conscience d'avoir fait une œuvre utile à la science, profitable pour la société, et d'avoir, sans faillir, rempli son devoir et tenu son serment jusqu'au bout.

II.

CONSIDÉRATIONS ET RÈGLES JURIDIQUES.

Ce n'est pas sans éprouver quelque embarras que je vois venir le moment de donner quelques conseils à nos magistrats et à nos législateurs, de signaler quelques réformes. N'ayant pas « étudié en droit », comme M. de Pourceaugnac, et étranger au savant verbiage auquel ils sont habitués, je suis dans la nécessité de leur parler le vulgaire langage du simple bon sens. Beaucoup, sans doute, pardonneront cette témérité ; quant à ceux qui persisteraient à la trouver coupable, je plaiderai devant eux les circonstances atténuantes, prenant fonds de l'excellence de mes intentions ; c'est donc avec confiance que je soumets à leur appréciation les quelques considérations qui vont suivre :

Sur les expertises toxicologiques en général.

J'ai déjà eu l'occasion de définir les expertises toxicologiques en me plaçant au point de vue des experts. On peut dire également, en se plaçant à un autre point de vue, que ce sont celles que prescrit un magistrat lorsqu'il poursuit un crime ou délit qui suppose l'emploi de substances vénéneuses. On peut ajouter qu'elles ont pour but d'éclairer la religion des juges sur celles des circonstances constitutives ou aggravantes de ces crimes ou délits qui peuvent être appréciées par des méthodes scientifiques ; et pour effet ou bien de fortifier les soupçons et même de les changer en certitude, ou de les amoindrir jusqu'à les faire tomber, ou enfin de laisser la cause dans le *statu quo*, lorsque par hasard elles n'ont fourni aux experts aucun élément d'affirmation, cas qui heureusement se présente bien rarement.

Sur les questions que les magistrats peuvent poser aux experts.

Tous les faits criminels, délictueux ou inqualifiés que nous avons à considérer ici présentent un élément commun : l'emploi d'une substance vénéneuse. Le point le plus important à élucider est donc de s'assurer de son existence. Aussi sa recherche joue-t-elle un rôle capital dans toute expertise toxicologique ; et, lorsque son absence est démontrée, l'accusation, bien qu'elle puisse encore parfois se tenir debout, manque-t-elle de sa base la plus solide, de son point d'appui le plus nécessaire.

Mais supposons, au contraire, ce premier point résolu affirmativement. Un autre problème se dresse immédiatement : cette substance vénéneuse a-t-elle été employée dans une intention criminelle ? Sa présence est-elle due à une erreur ou négligence simplement délictueuse ou à un simple accident ? N'a-t-elle point été l'instrument d'un suicide ou bien n'a-t-elle point été introduite dans l'économie de la victime à titre de médicament, ou avec des aliments qui en contiennent normalement, ou enfin n'est-ce pas le fait de circonstances postérieures à la mort qu'elle a été introduite dans le cadavre, soit volontairement pour simuler un empoisonnement, soit accidentellement ?

Le plus souvent c'est dans des considérations étrangères à la science qu'il faut chercher la solution de ces questions ; mais il est des circonstances où elle peut lui apporter d'utiles éléments. Par exemple, des taches aux lèvres, aux mains, sur les vêtements, les meubles d'un individu, formées par la même substance vénéneuse aux effets de laquelle cet individu a succombé, peuvent induire à penser qu'il a lui-même préparé ou manié cette substance ; de là une probabilité de suicide. Au contraire, ces mêmes taches sur un individu qui aurait eu des relations avec la victime à l'époque supposée du crime élèveraient contre lui de graves présomptions de culpabilité. Mais ces déductions, n'est-ce pas plutôt le rôle du ministère public et de l'avocat de les faire valoir ? et celui des experts ne doit-il pas se borner à en fournir les éléments ? — Autre exemple. Un individu en bonne santé meurt subitement en présentant des symptômes qui éveillent des soupçons. Supposons que l'absorption d'un poison soit en effet démontrée. Mais c'est par le rectum qu'il a été introduit dans son économie. N'y a-t-il pas là un indice de suicide ? Car on peut difficilement admettre que des criminels aient pensé à employer un pareil moyen ou en aient trouvé la possibilité ; et on s'explique cette résolution de la part de la victime elle-même , qui aura voulu s'épargner par là la saveur souvent intolérable de la substance employée, la répulsion et l'hésitation qu'elle peut faire naître au dernier moment , enfin les vomissements qui en rendent l'action et moins sûre et moins prompte. Pareille circonstance confirmera , au contraire, la probabilité d'un crime s'il s'agit d'une personne malade , alitée , ou d'un enfant , hors d'état d'employer eux-mêmes ce moyen. Il y a donc des cas où il n'est point inutile de rechercher la voie par laquelle la substance vénéneuse a été introduite dans l'économie de la victime.

La plupart des substances susceptibles d'être employées dans un but criminel sont des agents thérapeutiques énergiques , dont quelques-uns sont d'un usage fréquent. La question de savoir si ce n'est pas à titre de médicament qu'elles ont été introduites dans l'économie est ordinairement facile à résoudre si la victime est encore vivante , alors même qu'elle aurait intérêt à taire la vérité sur ce point et à simuler une tentative sur sa personne ; car, outre les renseignements qu'on pourrait tirer de son entourage, on retrouverait souvent chez elle quelque symptôme de l'affection qui aurait nécessité l'emploi de ce médicament. La même remarque s'appliquerait mieux encore aux lésions que l'on peut constater sur le cadavre d'un individu succombé depuis peu de temps. Mais si la mort remonte à une époque déjà ancienne, si surtout le cadavre est dans un état de décomposition avancée, cette constatation est devenue impossible ; la détermination de la quantité de la substance vénéneuse traitée par l'analyse peut seule alors, quand elle est possible, fournir quelques données utiles. Mais les juges ne devront pas oublier combien cette détermination est difficile et peu rigoureuse : circonstance que l'expert leur rappellera du reste toutes les fois que besoin en sera.

D'autres substances vénéneuses, employées ou préparées par certaines industries, peuvent ne manifester leurs effets que quelque temps après que les individus qui les ont employées ou maniées se sont soustraits à leur influence en pratiquant une autre profession. C'est là une circonstance dont il est parfois utile de tenir compte, mais sur laquelle les experts pourront rarement donner des renseignements utiles.

Certains de nos aliments renferment normalement de très-petites quantités de substances vénéneuses, soit en raison de leur nature, soit par le fait des préparations que l'industrie ou l'art culinaire leur fait subir. Le cuivre, le plomb, le fer, l'acide sulfurique (en combinaison) sont dans ce cas ; et il faudrait même y joindre l'arsenic d'après Couerbe et Orfila. De là, pour ces corps, une question de quantité qu'il est ordinairement possible de résoudre, soit par des méthodes particulières

(fer d'après Orfila), soit par des expériences comparatives avec des matières analogues à celles qui sont
soumises à l'expertise.

On peut prévoir le cas où une substance vénéneuse
aurait été introduite après la mort, soit par la bouche,
soit par le rectum, pour simuler un empoisonnement.
Si cette opération avait été faite « lorsque le corps
« conservait encore sa chaleur et qu'il y avait par con-
« séquent encore un reste de circulation, il est certain
« qu'il serait quelquefois difficile de reconnaître par
« l'analyse que l'ingestion est postérieure à la mort ;
« mais un pareil cas suppose un tel concours de cir-
« constances qu'il ne peut guère se réaliser ; il fau-
« drait d'abord que les symptômes de la maladie à
« laquelle l'individu a réellement succombé eussent
« présenté quelque analogie avec ceux que détermine
« la substance vénéneuse subrepticement introduite :
« il faudrait surtout que, dans les derniers instants
« de la vie, l'ensemble des phénomènes prêtât à cette
« simulation.

« Celle-ci apparaîtrait bien plus clairement encore,
« pour peu qu'il y ait eu d'intervalle entre la mort et
« l'introduction du poison ; car si une substance véné-
« neuse dissoute dans l'eau est introduite dans l'es-
« tomac ou dans le rectum d'un cadavre déjà refroidi,
« les tissus, devenus complètement inertes, n'éprouvent
« aucune des altérations que cette subtance détermine
« lorsque ces tissus jouissent de leurs propriétés vitales.
« La substance introduite dans un organe, dans l'es-
« tomac, par exemple, tomberait toujours dans sa
« partie la plus déclive, selon la position dans laquelle
« le cadavre serait placé. Au lieu d'être, comme

« pendant la vie, promptement absorbée, d'être trans-
« portée par le sang et déposée presque simultanément
« dans tous les organes en proportion de leur plus ou
« moins grande vascularité, et de pénétrer dans l'in-
« térieur de leur parenchyme en même temps que dans
« leurs couches superficielles, elle ne procèderait plus
« que par imbibition ; la partie déclive de l'organe
« dans lequel elle aurait été introduite serait le point
« de départ d'où elle gagnerait de proche en proche les
« organes voisins, et particulièrement les organes sub-
« jacents vers lesquels la porteraient les lois de la
« pesanteur ; elle s'infiltrerait insensiblement dans la
« surface des organes qui lui serait contiguë, et ne
« cheminerait que peu à peu vers les parties centrales
« de ceux qui ont quelque épaisseur ; en sorte qu'on
« pourrait, par l'analyse, trouver une partie de cette
« substance vénéneuse dans une tranche mince prise à
« la surface de l'organe, alors qu'il n'en existerait pas
« encore au centre (Briand et Chaudé). »

Enfin une subtance vénéneuse peut être introduite
dans un cadavre accidentellement, par exemple par
l'embaumement. Le fait de l'embaumement peut être
connu avec toute la certitude désirable ; mais il n'en
est pas toujours de même de la formule des préparations employées à cet usage. Il ne faudrait donc pas
oublier, dans le cas où l'embaumement serait constant,
qu'il y a des formules qui comportent l'emploi de l'arsenic par exemple, et qu'en outre l'arsenic, ou toute
autre subtance vénéneuse, peut être introduit à l'état
d'impureté, même dans des formules qui ne le pres-
crivent pas ; car on ne se sert pas généralement pour
ces sortes d'opérations de produits chimiquement purs

dont l'usage, tout à fait inutile d'ailleurs, serait beaucoup trop dispendieux.

On a longtemps discuté pour savoir si l'arsenic trouvé dans un cadavre inhumé dans un terrain arsenifère ne pouvait pas provenir du terrain lui-même. Bien qu'aujourd'hui cette question paraisse devoir être résolue négativement, il ne faut jamais manquer de prendre ses précautions pour le cas où la question viendrait à être agitée de nouveau ; ces précautions consistent, d'ailleurs, à prélever des échantillons de la terre qui environne le cadavre dans différents points, par exemple en dessus, sur les côtés et en dessous et à différentes distances, ainsi que des échantillons des matières, vêtements, linceul, bière, interposées entre la terre et le cadavre. Comme ces exhumations se font toujours en présence d'un magistrat et par son autorité, c'est à lui qu'incombe ce soin, qu'il ne doit, je le répète, jamais négliger, lors même qu'il n'aurait pas l'arsenic spécialement en vue ; car la même difficulté peut être élevée pour d'autres poisons, ainsi que cela s'est vu pour le mercure.

Enfin, il ne faut pas oublier la récente découverte du savant professeur italien Selmi, qui a démontré l'existence d'alcalis organiques produits pendant la décomposition des cadavres, alcalis auxquels il a donné le nom générique de *ptomaïnes*, et qui peuvent en imposer pour un empoisonnement par les alcaloïdes.

Il est souvent très-important pour les juges de savoir si la marche de l'intoxication a été lente et progressive ou, au contraire, rapide et brusquement fatale, ou pour employer les termes scientifiques, chronique ou aiguë. Généralement ces deux formes diffèrent d'une manière appréciable, souvent considérable, relativement à l'évolution des symptômes et à la nature des lésions organiques ; souvent aussi la quantité et la distribution dans les différents organes de la victime de la substance vénéneuse varient d'une manière notable, suivant la manière dont elle a été administrée, soit à doses massives, soit à doses faibles et fréquemment renouvelées.

La question de savoir « si la substance vénéneuse a été ingérée en quantité suffisante pour donner la mort » est presque toujours impossible à résoudre. Elle est d'ailleurs parfaitement superflue, puisque, aux termes de la loi, il suffit que la substance ingérée soit de nature à donner la mort, et que le résultat n'influe en rien sur la criminalité ni sur la qualification du fait d'empoisonnement.

Mais la détermination de la substance vénéneuse comme *poison* ou simple *toxique* (d'après la définition que j'ai d'abord adoptée) a, au contraire, la plus grande importance, puisqu'il faut nécessairement qu'elle puisse être considérée comme poison, pour qu'il y ait possibilité d'empoisonnement, et que si elle est simplement toxique, le fait criminel rentre sous la qualification de coups et blessures. Il y a donc là à résoudre, du moins dans certains cas douteux (comme ceux que fourniraient aujourd'hui les sels de cuivre, après les discussions scientifiques auxquelles ils ont dernièrement donné lieu), une question qui est éminemment du domaine de la toxicologie, et à ce titre doit être soumise aux experts. Ceux-ci n'oublieront pas d'ailleurs que cette détermination dépend, non-seulement de la nature de la substance vénéneuse, mais des préparations,

manipulations ou mélanges qu'on lui aura fait subir ;
qu'ainsi, par exemple, du sublimé corrosif, corps éminemment vénéneux, s'il était présenté à une personne
dans une tisane albumineuse, même dans une intention
criminelle, perdrait par le fait de ce mélange ses propriétés actives, et ne saurait plus être, dès lors,
l'instrument d'un crime.

Si, au contraire, l'intention criminelle fait défaut,
c'est-à-dire si l'on se trouve en présence des délits d'homicide ou de coups et blessures par imprudence, cette
détermination n'est plus d'aucune utilité, puisqu'ici la
dénomination du délit dépend non de la nature, mais
du résultat de l'absorption de la substance vénéneuse.
Mais c'est alors, bien plus souvent que dans le cas où
l'intention criminelle est constante, qu'on peut se
demander si c'est bien à la substance vénéneuse employée que sont dues l'affection qu'on lui attribue ou la
mort de la victime, ou bien si elles ne sont point les
manifestations indépendantes d'un état pathologique
dont les symptômes peuvent même présenter quelque
analogie avec la marche de l'intoxication par ladite
substance. Mais, dans ce cas, la concordance des symptômes ne sera jamais complète, et, si la victime est
morte, on trouvera sur son cadavre les lésions caractéristiques, soit de l'accident pathologique, soit de l'action
de la substance vénéneuse avec laquelle on peut le
confondre, ce qui résoudra la question.

Quelque longuement que j'aie cru devoir m'étendre
sur les considérations qui précèdent, je ne saurais avoir
la prétention d'avoir posé les bases d'un questionnaire
qui réponde à toutes les situations. La variété des
questions dont le magistrat peut demander la solution

à la science, est pour ainsi dire infinie et n'a d'égale que celle des circonstances si diverses qui doivent les dicter et donnent à chaque cause une physionomie particulière, une sorte d'individualité. Aussi, est-il impossible de tracer aux questions que le magistrat doit et peut poser aux experts un cadre qui serait nécessairement trop étroit.

Néanmoins, il ne devra pas oublier que, si la science peut parfois, comme nous l'avons vu, déduire de certaines circonstances des indices précieux pour apprécier l'intervention ou l'absence d'une main criminelle, son rôle doit ordinairement se borner à établir le fait d'intoxication et le degré de toxicité de la substance vénéneuse (poison ou simple toxique), s'il est ou peut être l'objet d'une contestation.

Or, le fait d'intoxication (c'est-à-dire d'emploi suivi d'effets d'une substance vénéneuse, quel que soit d'ailleurs cet effet, mort ou maladie, et l'intention dans laquelle elle a été administrée) ne peut être établi scientifiquement d'une manière indiscutable, c'est-à-dire en dehors des preuves fournies par le témoignage, que par la réunion des quatre circonstances suivantes, ainsi qu'il résulte de tout ce qui précède :

1° Présence dans les organes de la victime ou, si elle est encore vivante, dans les produits de ses excrétions ou secrétions d'une substance vénéneuse ;

2° Constatation des symptômes produits par cette substance à dose toxique (ou leur reconstitution par le témoignage, si la victime est morte) ;

3° Constatation des lésions organiques que détermine cette substance, toujours à dose toxique ;

4° Enfin, absence de lésions caractéristiques d'un

accident, ou état pathologique présentant une grande
analogie de symptômes avec ceux qui sont l'effet de
l'absorption de ladite substance vénéneuse.

Lorsque toutes ces conditions sont réunies, la certitude de la réponse affirmative des experts ne peut être
l'objet d'aucun doute; il en est de même de leur
réponse négative, lorsqu'elles manquent toutes à la fois.
Mais si l'une d'elles, ou deux ou les trois dernières
font défaut, il en résulte une probabilité plus ou
moins grande, qui ne peut être changée en certitude
que par l'intervention des autres éléments de la cause;
et tel est le résultat qu'il faut le plus souvent attendre
d'une expertise toxicologique, car il est bien rare de
pouvoir réunir ces quatre éléments de certitude.

Enfin, le magistrat se rappellera que c'est à lui
qu'il appartient de fournir aux experts les matériaux
nécessaires à la solution des problèmes qu'il leur propose à résoudre. Aussi doit-il veiller lui-même à ce
que les objets ou matières destinés à l'expertise soient
choisis, recueillis, conservés le plus convenablement
possible (1). Il prendra au besoin conseil d'un homme
compétent, mais ne s'en remettra pas à lui pour l'application des soins que nécessitent ces opérations, à
moins qu'il ne s'agisse d'une personne qui aurait re-
vêtu un caractère légal en prêtant le serment d'expert,
comme le médecin chargé de faire une autopsie; mais
l'apposition des sceaux le regarde personnellement.

---

(1) L'alcool est le meilleur agent de conservation pour les matières organiques. Un échantillon de cet alcool sera mis de côté
et envoyé au chimiste pour qu'il en puisse constater l'état de
pureté.

et, en tout état de cause, il doit toujours y présider lui-même.

Sur la nécessité de nommer plusieurs experts.

La solution des diverses questions que nous venons de passer en revue suppose, de la part des experts, des connaissances toxicologiques très-étendues, qui ressortissent plus particulièrement les unes aux sciences médicales, les autres aux sciences chimiques, et qui, si l'on en excepte quelques savants qui se livrent spécialement à l'étude et à la pratique de la toxicologie, sont rarement réunies chez le même individu à un degré assez éminent pour qu'il ose et puisse avec sécurité aborder l'étude de ces problèmes. De là pour la justice la nécessité reconnue d'ailleurs, comme le démontre sa pratique constante, de nommer deux experts, l'un médecin, l'autre chimiste, dont les connaissances spéciales, se complétant mutuellement, concourent à assurer au résultat de leur travail le degré de confiance qu'il doit inspirer. Mais pour que ce résultat soit atteint, il faut que leur action soit commune et qu'ils se prêtent un mutuel appui : c'est donc avec raison que leur travail ne constitue qu'une seule expertise pour laquelle ils collaborent, dont ils partagent la responsabilité et dont ils consignent les résultats dans un même rapport. Dans ces conditions, cette sorte de dédoublement, loin d'avoir aucun inconvénient, présente au contraire une sérieuse garantie : car quelque distinct que soit le rôle des deux experts, quelque spéciales que soient les connaissances dont ils doivent faire l'application, chacun d'eux possède des connaissances suffisantes pour exercer sur les opérations de son collaborateur un contrôle utile et d'autant plus certain qu'ils sont solidaires l'un de l'autre. C'est ainsi, pour n'en citer qu'un exemple, que le chimiste qui connaît ordinairement fort bien les lésions produites par telles ou telles substances vénéneuses, bien qu'il manque des connaissances anatomiques et de l'habileté de scalpel nécessaires pour les mettre en évidence, peut au moins attirer à propos l'attention du médecin sur ces lésions, si celui-ci négligeait de les rechercher ou même les méconnaissait; et c'est ce qu'il ne manquerait jamais de faire en pareille occurrence.

La nomination d'un nombre plus considérables d'experts est en général tout à fait inutile, soit qu'ils collaborent tous pour une expertise unique, soit qu'il s'agisse d'obtenir des expertises qui se contrôleraient réciproquement. Cependant si les premiers experts nommés demandaient soit l'adjonction d'un ou plusieurs collaborateurs en justifiant leur demande, soit une expertise de contrôle en en démontrant la nécessité, le devoir du magistrat serait certainement de ne pas tarder à faire droit à une demande dictée uniquement par l'intérêt de la vérité.

Sur le temps où les experts doivent être nommés.

Il est de règle qu'à la nouvelle d'un attentat qui a compromis la vie d'un individu, d'un accident ou d'un événement quelconque qui soulève de graves soupçons et dont la nature et les circonstances ne peuvent être bien appréciées que par un homme de l'art, le procureur de la République, ou à son défunt l'officier de police judiciaire qui en a été avisé, doit se transporter sur les lieux et requérir en même temps un ou deux médecins ou chirurgiens pour l'accompagner. Dans le cas où ledit événement, accident ou attentat a évidemment les caractères d'un empoisonnement ou intoxication, ou est désigné comme tel, il serait bon et utile de requérir également un chimiste dont les connaissances spéciales peuvent, dès ce premier moment, trouver leur application ; mais telle n'est pas la pratique ordinaire de la justice. D'ailleurs il arrive fréquemment que c'est seulement du rapport des premiers experts que ressort la nécessité d'analyser les matières recueillies dans l'estomac ou les intestins d'un cadavre, les aliments, médicaments ou objets dont la victime a fait usage, ou bien des taches trouvées soit sur les vêtements de la victime, soit sur ceux que l'on suppose avoir été portés par le prévenu au moment du crime. Dans ce cas la nomination de l'expert-chimiste qui doit ou opérer seul, ou le plus souvent collaborer comme nous l'avons vu précédemment soit avec le médecin auteur du premier rapport, soit avec un autre médecin nommé spécialement à cet effet, doit être faite dans le plus bref délai possible ; car, il arrive parfois que la difficulté des recherches chimiques et par suite leur incertitude sont considérablement augmentées avec la longueur du temps qui s'est écoulé depuis l'évènement qui motive l'action de la justice, et, en tous cas, les experts eux-mêmes sont seuls compétents pour apprécier l'urgence des recherches auxquelles il doivent procéder ou la possibilité de les remettre à une époque plus ou moins éloignée.

Sur le choix de l'expert (chimiste).

Assez ordinairement, les expertises toxicologiques sont confiées, d'une part à des docteurs en médecine, d'autre part à des pharmaciens ; mais c'est en vain que le magistrat croirait trouver dans ces titres une garantie suffisante.

A Dieu ne plaise que j'accuse les docteurs en médecine, et encore moins les pharmaciens, d'être étrangers à la science toxicologique ; mais il est constant que les études auxquelles ils sont astreints ne peuvent seules les mettre en état de se livrer avec l'aplomb et l'habileté nécessaires aux opérations que nécessitent ces expertises.

Les médecins puisent, il est vrai, dans les dissections qu'ils pratiquent dans le cours de leurs études, une partie des connaissances anatomiques dont ils doivent faire preuve pour obtenir le diplôme dont ils sont pourvus. Mais la plupart de ces connaissances ne les possèdent-ils pas d'une manière plus théorique que pratique ? Ne les puisent-ils pas surtout dans l'étude d'ouvrages classiques, d'une valeur incontestable sans doute, mais incapable de suppléer à l'étude constante de la nature elle-même ? Les dissections anatomiques elles-mêmes ne sont-elles pas dirigées et pratiquées dans un tout autre but que celui de leur application possible aux expertises toxicologiques ? Enfin, combien de nos jeunes docteurs trouvent-ils, une fois sortis des bancs de l'école et livrés aux soins de leur clientèle civile, l'occasion d'entretenir et d'appliquer l'habileté qu'ils auraient pu acquérir ; et combien ne laissent-ils pas échapper cette occasion, quand par hasard elle se présente, se souciant fort peu de ce qui ne leur apporte pas un profit immédiat ou assuré ?

Quant aux pharmaciens, le plus souvent ils ont étudié la chimie théorique avec soin ; quelques-uns même ont pratiqué, et le nombre en augmente tous les jours, dans les laboratoires de nos Écoles, des manipulations nombreuses et délicates qui les ont préparés utilement au rôle d'experts. Mais combien ont suivi avec assiduité ces travaux pourtant si utiles ? Combien, en prenant possession de leur officine, ne s'empressent pas d'abandonner les études théoriques et, bien plus encore, la pratique du laboratoire ? Combien enfin qui s'y livreraient avec goût et avec fruit n'en sont-ils pas empêchés par l'absence d'une installation dispendieuse et encombrante ? Sans doute, c'est parmi les pharmaciens qu'on a toujours trouvé le plus de chimistes ; mais ceux-là, se spécifiant eux-mêmes pharmaciens-chimistes, distinguent ces deux qualités, par cela même que, sans pléonasme, ils croient pouvoir les réunir.

Il ne faut même pas qu'une sorte de renommée locale domine la défiance du magistrat ; il est si facile à un homme qui en affiche la prétention de faire admettre sa capacité scientifique par des hommes incapables de l'apprécier !

L'habitude des experts à ces sortes de recherche a une grande importance : que le magistrat ne se confie donc qu'à un chimiste pratiquant (je ne parle pas du médecin), quels que soient d'ailleurs sa profession ou ses titres. Il est avantageux, sans doute, de le choisir voisin du théâtre du crime ; mais s'il ne s'en trouve point dans ces conditions qui lui semble mériter toute sa confiance, ne peut-on conserver et séparer dans des vases clos et scellés les organes, les matières suspectes et tous les objets qui doivent être soumis à l'expertise ? Les opérations toxicologiques, celles du moins qui sont du domaine de la chimie, sont en général peu urgentes, et il est rare qu'il y ait intérêt à les pratiquer sur le théâtre même de l'évènement; souvent même il y a à cela impossibilité complète. On pourra donc presque toujours les confier à des hommes qui présentent aux magistrats et aux juges toutes les garanties nécessaires de savoir et de pratique. Et peut-être, puisque dans la plupart de ces questions on est obligé, en définitive, de recourir aux lumières de savants dont les travaux habituels et la haute position offrent le plus de garanties, devrait-on établir, en règle générale, qu'une portion des objets, matières ou organes à analyser, sera adressée à Paris dès le commencement de la procédure. On aurait ainsi, au besoin, deux opérations comparatives sur la valeur desquelles on pourrait s'éclairer à l'avance, et l'on ne serait plus exposé à voir, comme cela arrive chaque fois que le dénouement de quelque grand procès criminel met aux prises les arbitres de la science, le bon public contempler avec un sourire de douce raillerie leurs débats, se plaire à noter les divergences et les démentis, ne pas se sentir d'aise sitôt que l'ardeur de la discussion entraîne quelque parole un peu vive, et, te qui casserait la sonnette du docteur à la moindre ind position, faire en pleine santé l'esprit fort, citer l consultations des médecins de Molière et rééditer le plaisanteries de Cicéron sur les augures.

Mais ne vaudrait-il pas mieux, plutôt que de laisser au magistrat instructeur l'embarras du choix sur lequel

je viens de développer quelques considérations, suivant l'avis de Faustin Hélie, « attacher à poste fixe un ou deux médecins », ajoutons un ou deux chimistes, « au-
« près de chaque tribunal et en faire les auxiliaires
« habituels de la justice, de telle façon qu'ils pourraient
« se préparer par des études plus profondes aux opé-
« rations de la médecine légale, *qui deviendrait pour*
« *eux une fonction ordinaire ?* »

C'est ce dernier point qui me tourmente le plus. Rien de plus périlleux que la permanence de ces missions. Elle émousse vite le sentiment de la responsabilité, conduit aisément celui qui en est investi à se considérer comme l'auxiliaire du ministère public, dont il tient ses pouvoirs, à chercher partout des coupables, à négliger tout ce qui n'est pas favorable à l'accusation, ou tout au moins l'expose à ce soupçon ; inspire enfin cette confiance en soi, entraîne à cette précipitation qui exposait un jour un expert, très en crédit auprès de nos magistrats, à se voir convaincu d'avoir fait l'au- topsie d'un homme mort d'une blessure au bas-ventre, sans s'apercevoir de la présence de deux hernies in- guinales !

Quant à la solution appliquée déjà dans quelques parties de l'Allemagne (duché de Brunswich), qui consiste à imposer aux médecins ou pharmaciens l'obligation de procéder aux expertises toxicologiques, lorsqu'on les en quiert, on conçoit qu'elle ait été adoptée dans un petit pays qui n'a pas d'ailleurs trouvé d'imitateurs. Mais les hommes, à la fois savants et pratiques, ne sont pas si rares en France, les disciples de Locuste n'y sont pas si nombreux, qu'on ne puisse trouver chez nous assez d'hommes distingués et dignes de toute confiance, pour

suffire à l'un des services sociaux les plus importants et
les plus redoutables.

Et si leur nombre paraît insuffisant, que nos législateurs votent les fonds nécessaires pour donner une
plus grande extension à l'enseignement de la médecine
légale dans les Facultés de Médecine, de la toxicologie
dans les Écoles de Pharmacie, pour créer près de chacune de ces Facultés ou Écoles des laboratoires d'enseignement spéciaux, et dans chaque département, au
siége de chaque Cour d'appel, ou sur un nombre de
points plus restreint encore, suivant qu'il en sera besoin, des laboratoires de recherches où il sera procédé
aux expertises et qui offriront aux experts toutes les
ressources de la science ; enfin, pour créer et rémunérer
aux frais de l'État, ainsi que cela se pratique dans plusieurs pays voisins, un personnel d'experts suffisant
pour répondre à tous les besoins, nommés dans des
concours ayant pour base des épreuves essentiellement
pratiques en nombre suffisant pour assurer leur absolue
indépendance vis-à-vis des tribunaux.

Enfin, qu'on établisse, si cela est reconnu nécessaire
à la suite d'une étude approfondie de ce qui se fait chez
nos voisins, deux degrés d'experts, qu'on règlemente
la pratique des contre-expertises, qu'on désigne même
un arbitre suprême pour prononcer en dernier ressort
sur les cas les plus difficultueux : rien de tout cela ne
paraît impraticable, et la Société de médecine légale,
qui s'offre elle-même, pourrait remplir ce rôle d'arbitre
avec toute la compétence désirable.

Sur la responsabilité de l'expert.

La responsabilité de l'expert n'est nulle part écrite

dans la loi. Celle-ci ne prévoit que le cas où il se serait laissé corrompre par des offres ou promesses, dons ou présents. La jurisprudence, étendant la stricte application des termes de la loi, prononce la même peine contre les experts qui ont, sans même que le fait de corruption soit constaté ou invoqué, consigné sciemment dans leurs rapports des opinions ou des faits faux. Il serait à désirer que la jurisprudence fût fixée sur ce point par une loi qui, à l'exemple de nos anciens Parlements, devrait peut-être s'appliquer à l'erreur ou négligence *énorme*, c'est-à-dire celle dont préserve l'intelligence ordinaire *(non intelligere quod omnes intelligunt)* : ce serait, pour le zèle et l'attention des experts, un aiguillon dont l'exemple cité plus haut montre qu'ils ont quelquefois besoin.

Sur l'expertise contradictoire et la liberté de la défense.

Ce serait sortir du cadre de la question que je me suis proposé de traiter que de chercher à établir ici la nécessité de supprimer de nos mœurs judiciaires la prison préventive et surtout l'instruction secrète. Un grand nombre de jurisconsultes éminents et la plupart de nos publicistes proclament hautement la nécessité de cette réforme. Accordons donc à l'accusé le droit de désigner ses experts et de les faire participer contradictoirement aux premières recherches, de même qu'on réclame pour lui le pouvoir et la liberté de se défendre et de désigner un avocat dès les premiers moments de la procédure dirigée contre lui. Un contrôle sévère et capable de relever les moindres erreurs, les moindres négligences, ne sera-t-il pas le plus sûr garant contre une coupable légèreté, et les expertises n'y gagneront-elles pas dès lors en sécurité ?

On éviterait ainsi de faire à la défense cette position inférieure, dont elle se fait quelquefois une arme, qu'elle trouve trop souvent alors que ses experts n'ont plus entre les mains que quelques débris d'organes conservés par leurs devanciers pour les besoins de leur thèse. La première expertise devient alors non-seulement incomplète, mais désastreuse ; car en abandonnant, une fois ses choix faits, le reste du corps à la pourriture, elle a rendu tout examen ultérieur impraticable. Il ne faut plus que, tandis que le prévenu est condamné à l'inaction, tandis qu'il lui est interdit de procéder à aucun examen, s'annihilent, devant l'indifférence et la présomption des premiers experts, ces indices qui contiennent peut-être la vérité. Faire le même sort à l'accusation et à la défense, leur laisser les mêmes moyens d'attaque et de défense, pour qu'elles puissent lutter à armes égales, n'est-ce pas appliquer les vrais principes de la justice ?

CONCLUSIONS.

Les résultats d'une expertise toxicologique dépendent donc non-seulement de la manière dont il y est procédé par les experts, mais aussi du magistrat qui l'ordonne, entre les mains duquel elle est un instrument qu'il doit savoir manier dans l'intérêt de la vérité et de la justice. Si les uns et les autres étaient bien pénétrés des principes qui sont réunis dans ce mémoire, si surtout les desiderata que j'ai signalés dans l'organisation de ces expertises étaient remplis, comme il est légitime de l'espérer, par les lois actuellement en élaboration, nul doute que l'avenir nous épargnerait l'affligeant spectacle du prétoire devenu le champ de bataille où les champions de la science élèvent leurs théories comme des forteresses, en fortifient les fronts, en hérissent les retranchements et s'entre-mitraillent avec un ardeur qui réjouirait singulièrement l'auditoire si la lutte n'avait un si effrayant enjeu.

Et tant que les réformes accomplies ne fermeront pas à l'erreur toutes les portes par lesquelles elle peut se glisser, je crois que la victime de toute erreur judiciaire doit avoir le légitime espoir d'obtenir sa réhabilitation ; et j'ose espérer que le Parlement n'hésitera pas à adopter la proposition de M. de Janzé et à accorder la faculté de la révision à tout condamné qui pourra invoquer en sa faveur de graves présomptions d'innocence. Et, si elle accueille cette proposition, je suis convaincu qu'elle aura réussi, mieux que les fétichistes de la chose jugée, à assurer le respect dû à la justice.

FIN.

Caen, Typ. F. Le Blanc-Hardel.

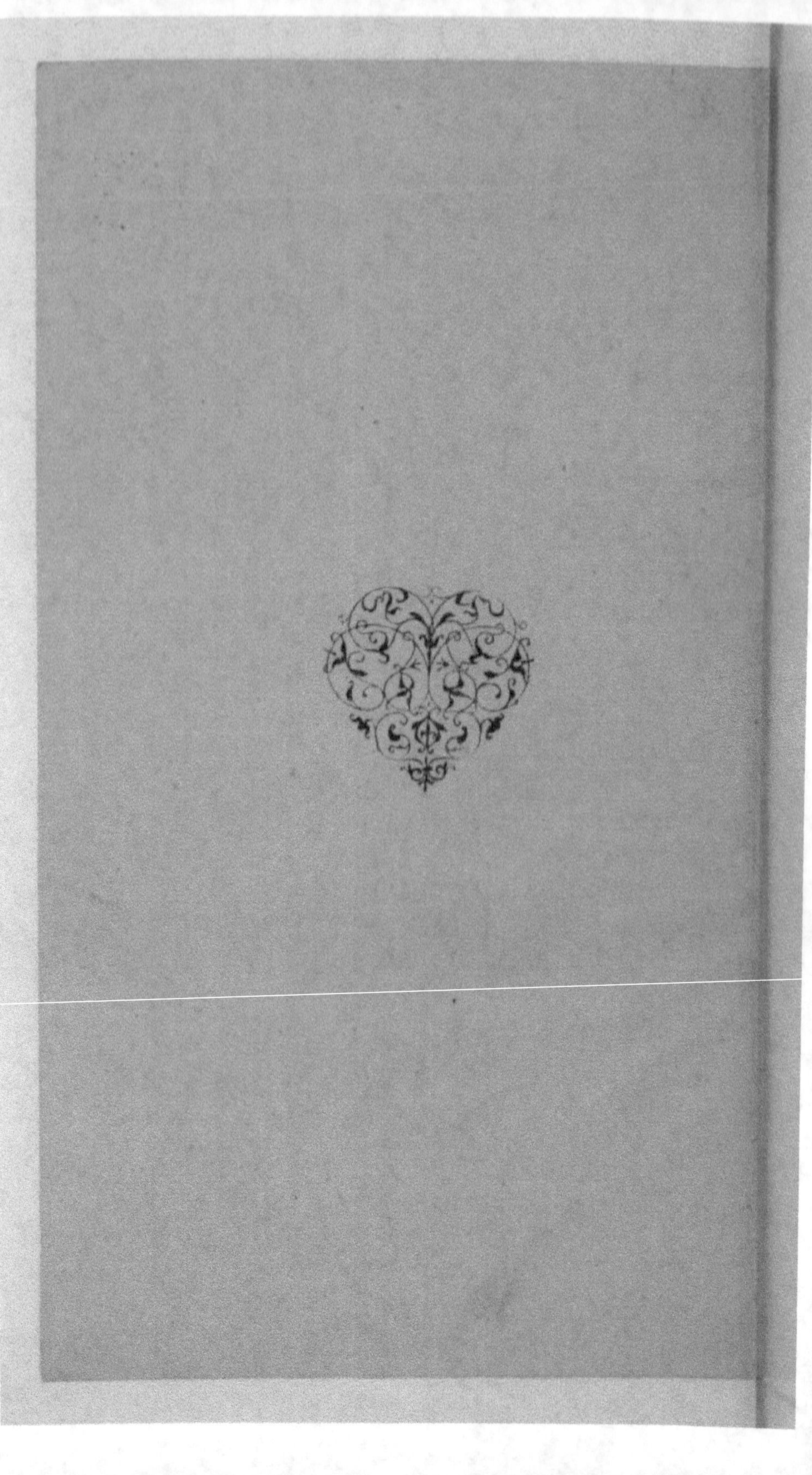

www.ingramcontent.com/pod-product-compliance
Lightning Source LLC
LaVergne TN
LVHW021752060726
842528LV00003B/906